はじめに

　このノートをご覧になった方の中には、ご自身の記憶や日々の生活でなにかしらの変化を感じている人がいると思います。今までしてきたことはひととおりできるものの、ささいなことで失敗してしまうのは"軽度認知障害"(MCI；Mild Cognitive Impairment)かもしれません。これは認知症ではありませんが認知症の可能性がある状態です。必ず認知症になるわけではありません。原因が体の病気であったり、服用薬であったり、単なる疲れや精神的なストレスの場合もあります。

　もし軽度認知障害が、認知症の予兆である場合は認知症の発症を防ぐことはできませんが、軽度認知障害や認知症について理解し備えておくことで、認知症になっても自分らしく暮らすことができます。認知症になっても自分らしく暮らすために、このノートを使って軽度認知障害について理解し自分の暮らしを振り返っておいてください。読んで書き込むことでいろいろ発見があると思います。認知症や軽度認知障害とともに暮らす場合は家族や友人あるいは医療福祉専門職の中で、心から相談できる人を見つけなければなりませんが、そうした相談の時にもこのノートが役立ちます。

繁田 雅弘

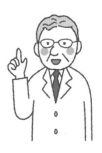

1

MCI（軽度認知障害）って何だろう？

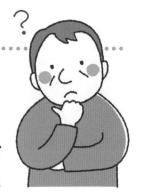

MCIとはどういう状態か

「MCI」とはどういう状態を指すのでしょうか？その答えは、①「"程度の軽い"何らかの認知障害が生じた状態」であって、かつ②「日常生活機能には大きな問題がない状態」です。

①は『認知症』ほどではないが『認知機能が正常』（＝加齢に伴う生理的認知機能変化のみを認める状態）ともいえない、『認知症と健康のはざまにある状態』を示します。

米国のピーターセン医師はMCI研究の第一人者です。彼は当初、認知機能のうち『記憶機能』という領域の機能低下、すなわち「もの忘れ」を重視してMCIの診断基準を提唱しました（**表1**）[1]。

表1．MCIの診断基準

MCIは以下の診断基準を満たすことで診断される	
①主観的なもの忘れの訴え	④年齢に比して記憶力が低下
②日常生活活動（ADL）は正常	⑤認知症状態ではない
③全般的認知機能は正常	

Petersen RC, et al. Arch Neurol 1999; 56: 303-308. より作表

・日常生活機能の問題があるかどうか

　MCIという概念は、「認知機能の低下がいくらかあっても、日常生活機能に大きな問題がない」点がポイントです。

「日常生活機能」に含まれるもの

① ADL（activity of daily life）
基本的な「日常生活活動」。
例：食事や排泄など

② IADL（instrumental activity of daily life）
ADLより複雑な「手段的日常生活活動」。
例：買い物、家事、料理の支度など

　MCIの人と認知症の人との決定的差異は、「ADLが保たれ、IADLにもさしたる問題がない」点です。

　例えばもの忘れがかなり頻繁で、診察室の検査でそれが確かめられたとしても、食事の支度をし、バスに乗って駅前まで出かけていき、買い物と銀行の手続きをきちんと済ませてくることができる状態の人は、認知症ではなくMCIの状態にあることが疑われます。

　その頻度ですが、65歳以上の一般人口のうち、MCIの人は10〜15％程度が該当することが知られています[2]。2012年の日本のデータでは、MCIの人数は約400万人にのぼると報告されました[3]。

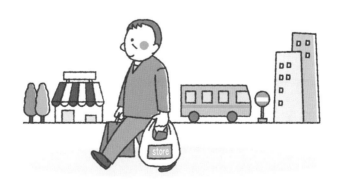

MCIの種類

・さまざまな種類の「認知機能」がある

　「認知機能」とは人間の知的活動を支える、脳の幅広い機能を示すことばです。「認知機能」には「記憶機能」のほか、「注意機能」「遂行機能」「言語機能」「視空間認知機能」などが含まれます。

・4種類あるMCI

　ひと言に「MCI」といっても、認知機能低下のパターンは個人によっていろいろです。 MCIは「記憶力の低下が目立つMCI」（＝健忘型）と、「記憶力の低下が目立たないMCI」（＝非健忘型。 例：注意機能や遂行機能低下が目立つ）の2つに大別されます。

　そして、「認知機能低下が1つの領域のみの場合」には「単一領域型」とよばれ、「複数領域の認知機能が低下した場合」には「複数領域型」と分類されます。

　この分類方法により、 MCIは「健忘／非健忘型」「単一／複数領域型」と整理され、 4種類に分かれます(図)[4]。

・MCIの種類と各認知症

　アルツハイマー型認知症の前駆状態は「健忘型MCI」であることが圧倒的に多く（99％）、 レビー小体型認知症の前駆状態は「非健忘型MCI」であることが非常に多い（88％）ことが米国のデータから判明しています[5]。

　血管性認知症は、脳血管障害の主病変がどこにあるかにより、「健忘型」「非健忘型MCI」いずれのパターンもありえます。

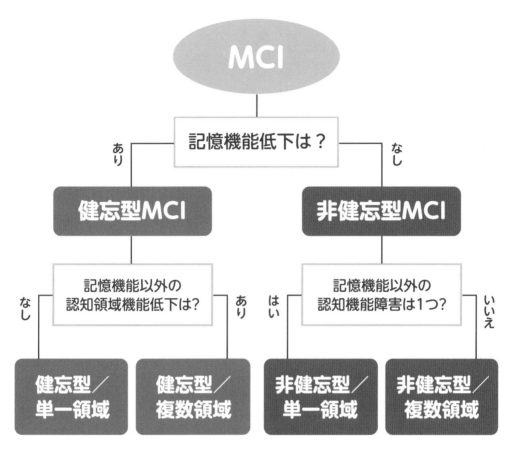

図． 4種類に分かれるMCI Petersen RC, et al. Arch Neruol 2005; 62: 1160-1163. より作図

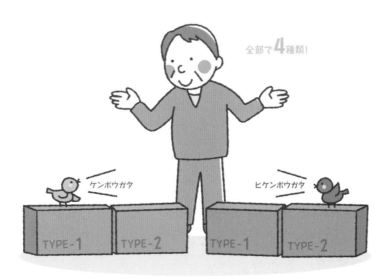

MCIの状態を放置すると？

・日常生活での指標──買い物、金銭、服薬は大丈夫？

　MCIの全般的な特徴として、生活面ではまず具体的にどういった活動が苦手になるのでしょう。その「ほころび」はまず、日用品の買い物や、金銭・服薬の自己管理能力に表れると報告されています[6]。

　これらに加えて、MCIが認知症に進行する場合には、IADLそしてADLの機能低下がゆっくり、しかし確実に進行していくことになります。IADLの具体的な指標としてはIADL尺度表がよく知られていますので参考にしてみてください(**表2**)[7]。

表2. 手段的日常生活活動(IADL)に含まれる8つの項目

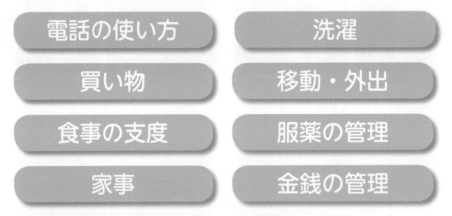

※各項目ができていれば各1点、合計8点満点。
　男性は食事の支度、家事、洗濯を評価せず、5点満点となる

Lawton MP, et al. The Gerontrologist 1969; 9 (3, Pt):179-186. より抜粋、改変

・認知症に必ず進行するとは限らない

　MCIには4つの種類があることを紹介しましたが、では何も対策をしないで放置すると、どのくらいの割合で認知症に進行してしまうのでしょうか。

　まず、必ずしもMCIの人が認知症に進むわけではありません。数年後に正常平均の認知機能に回復するMCIの人もいます。

　オーストラリアの調査では、単一領域型MCIの人は、複数領域型MCIのひとよりも、正常平均への回復確率が高かったことが判明しています[8]。

　ただし、MCIから認知症状態へ進行するケースが少なくないことも事実です。

　健忘型MCIは、

　①1年ごとに約12％のペースでMCIから認知症に進み、

　②4年間で約半数のMCIの人が認知症に進行したこと、

　が報告されています[8]。

　非健忘型MCIについては、4年間で45％、10年間で59％の人がレビー小体型認知症に進行したという調査があります[5]。

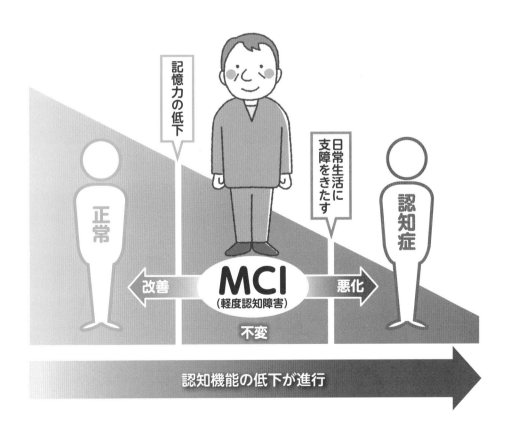

MCIから認知症へ進行しないためには？

　MCIの診断を受けて、「では今後の日常生活でどう気をつけて過ごしたらいいのか?」と疑問を持たれると思います。世界中の人が同じ疑問を持ち、これまで数々の調査・研究が行われてきました。

　現在、有力と考えられている対策は、2019年に世界保健機関（WHO）が示した「認知機能低下および認知症のリスク低減」ガイドラインです**(表3)** [9]。一つひとつは突飛なものはなく、当たり前の事柄のように思えるかもしれません。しかし、この12項目がうまく対策できないと、認知症発症のリスクは高まります。

　まずはご自身の生活について、改めて客観的に見直してみましょう。そして、この12項目に関して、ご自身がどの項目に当てはまるか確認してみてください。このセルフチェックが、認知症予防の第一歩となります。

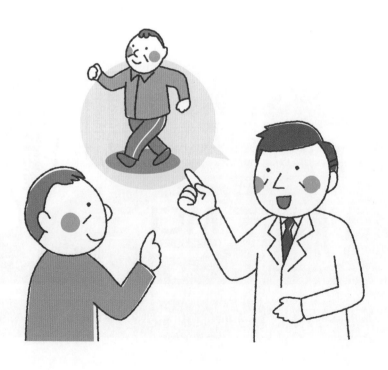

表 3. WHOガイドラインに推奨される12の対策

1. 身体活動（運動）

2. 禁煙

3. 栄養バランスの管理

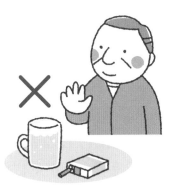

4. アルコール使用障害の管理

5. 認知面への刺激

6. 社会活動

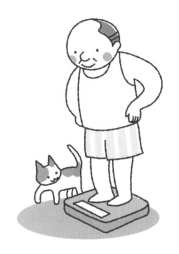

7. 体重管理

8. 高血圧の管理

9. 糖尿病の管理

10. 脂質異常症の管理

11. うつ病への対応

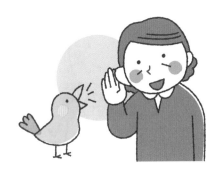

12. 難聴の管理

令和元年度　厚生労働省老人保健健康増進等事業「海外認知症予防ガイドラインの整理に関する調査研究事業」WHOガイドライン「認知機能低下および認知症のリスク低減」邦訳検討委員会

おくすりはすぐに飲んだほうがいいの？

　「MCIと診断をされたら、どんな治療を主治医から受けたらいいのだろう」、「認知症のお薬をすぐに飲まないといけないではないか」。みなさんが抱かれる疑問です。MCIは確かに認知症に進行するリスクを抱えた状態とはいえますが、薬物療法に関しては、2000年代に行われた複数の大規模な臨床研究で、「MCIの段階で『認知症薬』をすぐに飲み始めることは、認知症予防方法として必ずしも有効といえない」という結果が出ています[10]。

　これを反映して、米国のMCI対応ガイドライン[10]には、「認知症薬を飲むこと」は積極的な推奨項目に挙げられていませんし、日本の2017年版「認知症疾患診療ガイドライン」[11]でも同様の内容が記載されています。認知症のお薬を試したい方は、その気持ちを率直に主治医に伝え、想定されるメリットとデメリットについて話し合い、内服の方針を決めるようにしてください。

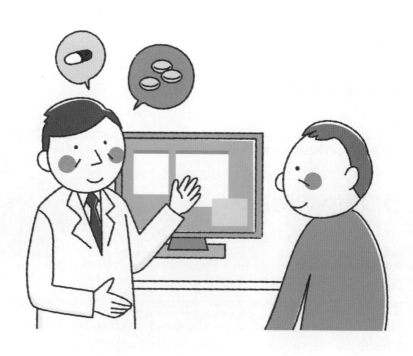

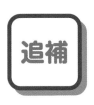 **追補** （12ページの補足）

おくすりはすぐ飲んだほうがいいの？

　「MCIのお薬」については、ここ数年で新たな動きがあります。初版の本文のとおり、従来の『認知症薬』をMCIの段階で飲んでも必ずしも認知症予防に有効であるとはいえない、という大規模な臨床研究の結果が2000年代に複数出ていました。

　しかし、その後新しい作用メカニズムを持った薬剤が「アルツハイマー病による軽度認知障害（MCI）、および軽度の認知症の進行抑制」に対しての効能・効果を持つことが示され、2023年12月に医療現場に登場したのです。この新薬はアミロイドβというタンパクを脳から取り除く効果をもった「抗アミロイドβ抗体薬」という種類の新規治療薬です。

　今後も「MCIのお薬」については、類似の作用メカニズムを持ったほかの薬剤や、さらに新しいタイプの薬剤が開発段階を終えて発売されていく可能性があります。新規治療薬の最新の動向や詳しい情報に関しては、いちど主治医の先生におたずねください。

（追補：2024年1月作成）

認知機能に関連するその他の要因

・薬剤の影響

　「認知機能に悪影響を及ぼす可能性のあるお薬」のことを知っておいてほしいと思います。代表的なものを**表4**にまとめました[12]。これらのお薬は意識をぼんやりさせることがあり、「せん妄」という一種の意識障害を起こし、結果的に認知機能を低下させてしまうことがあります。

　この手帳を読んでいるみなさんは、ご自身が飲んでいるお薬をすべてきちんと把握していますか？

　かかりつけ医と、自分が飲んでいるお薬について定期的に意見交換できているでしょうか。以前患った病気の症状はすでによくなっていませんか？　かかりつけ医とよいコミュニケーションがとれていないと、症状がよくなったあとにも「当時のお薬」が漫然と継続処方され、二次被害的に認知機能の滞りが生じるケースもあります。「クスリがリスク」になることもあるのです。「自分に出されている処方箋が必要最低限の種類・量のお薬になっているか」。認知症予防の観点からも、このチェックは大切です。

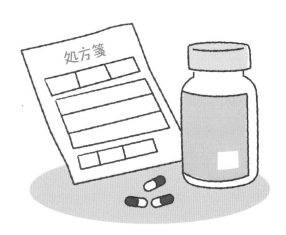

表4. 認知機能に影響しうる主な薬剤

抗精神病薬	H₂受容体拮抗薬
睡眠薬	過活動膀胱治療薬
抗うつ薬	副腎皮質ステロイド薬
抗パーキンソン病薬	抗てんかん薬
第一世代 H₁受容体拮抗薬	オピオイド

日本老年医学会. 高齢者の安全な薬物療法ガイドライン. 2015年, 東京, メジカルビュー社. より作表

・うつ症状の影響

　MCIや認知症の初期と見分けが難しいものに「高齢者うつ病」があります。

　うつ病が起こると記憶力や注意機能が低下します。その見分けはときに専門家であっても難しいことがありますが、うつ病では比較的特徴的なそのほかの症状（例：気分のひどい落ち込み、強い不安・焦燥感、著しい意欲低下、ある種の妄想（"お金が1円も無い"と信じ込む「貧困妄想」など）が目立ちます。こうした状態のときは、精神科医の診察を受けてください。

　なお、MCIの約3割でうつ症状が併発することも大規模な調査から判明しています[13]。感情と認知機能は深い結びつきがあるため、それぞれの働きが低下して悪循環になることがあります。

・MCIの人が取り組むべきこと

MCIは「以前の自分と比べて苦手なことが少し出てきた」状態です。
それはイコール認知症、では決してありません。
数年経過したら良くなることだってあります。
「MCIのことを正しく知ること」が認知症予防の大切な一歩です。
どうか焦りから一人ぼっちな気持ちに陥ってしまわず、ほんの少し冷静に自分を見つめ直し、そして周囲を見回してみてください。
「これまで通りに出来ているかな？」
「おや、これは少し苦手になっているかな？」と、
周囲の人と声を掛け合いながら、どうぞ確かめてみてください。
　日々の生活の確認をするなかで、対策のヒントが、そこかしこに見つかるはずです。
　不安なことがあれば、どうぞ専門家にご相談ください。

＜引用文献＞

1. Petersen RC, Smith GE, Waring SC, et al. Mild cognitive impairment; clinical characterization and outcome. Arch Neurol 1999; 56: 303-308.
2. Petersen RC. Clinical practice. Mild cognitive impairment. N Engl J Med 2011; 364: 2227-2234.
3. 平成24年度厚生労働省資料．「認知症高齢者の日常生活自立度」Ⅱ以上の高齢者数について
4. Petersen RC, Morris JC. Mild cognitive impairment as a clinical entity and treatment target. Arch Neruol 2005; 62:1160-1163.
5. Ferman TJ, Smith GE, Kantarci K, et al. Nonamnestic mild cognitive impairment progresses to dementia with Lewy bodies. 2013; 81; 2032-2038.
6. Mariani E, Monastero R, Ercolani S, et al. Influence of comorbidity and cognitive status on instrumental activities of daily living in amnestic mild cognitive impairment: results from the ReGAl project. 2008; 23: 523-530.
7. Lawton MP, Brody EM. Assessment of older people: Self-maintaining and instrumental activities of daily living. The Gerontologist 1969; 9(3, Pt): 179-186.
8. Broadaty H, Heffernan M, Kochan NA, et al. Mild cognitive impairment in a community sample: the Sydney memory and ageing study. Alzheimer Dement 2013; 9: 310-317 e1.
9. 令和元年度　厚生労働省老人保健健康増進等事業「海外認知症予防ガイドラインの整理に関する調査研究事業」WHOガイドライン「認知機能低下及び認知症のリスク低減」邦訳検討委員会
10. Petersen RC, Lopez O, Armstrong MJ, et al. Practice guideline update summary: Mild cognitive impairment. Neurology 2018; 90: 126-135.
11. 日本神経学会．認知症疾患診療ガイドライン 2017. 2017年，東京，医学書院．
12. 日本老年医学会．高齢者の安全な薬物療法ガイドライン． 2015年，東京，メジカルビュー社．
13. Ismail Z, Elbayoumi H, Fischer C, et al. Prevalence of depression in patients with mild cognitive impairment. A systematic review and meta-analysis. JAMA Psychiatry 2017; 74: 58-67.

2

当事者の方々に聞いてみました

このコーナーでは、MCIと診断された方とそのご家族にお話しを伺い、当時の想いや現在どのように向き合い日常生活を送られているかを紹介します。

※一部、個人情報の観点から、監修者指導のもと修正し記載しています。

....

インタビュー❶

諦めないで、
家族でやれることに取り組む

今も現役医師として働いているAさん。ご自身で思い当たることやご家族が異変に気がつき専門病院を受診したところ、軽度認知障害と診断されました。働き続けながら、日常生活で気を付けていることや取り組んでいらっしゃることを伺いました。

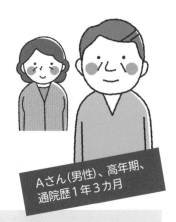

Aさん(男性)、高年期、
通院歴1年3カ月

―― ご自身の異変に気づいたきっかけは？

Aさん「普段は医師として勤務していますが、3〜4年前から患者さんの名前が出てこなくなりました。何度も診察して、顔も病気もわかっている患者さんなのに、出てこない。また、もともと苦手だった電子カルテに薬の名前を書かなければならないのに、これもスムーズに出てこなくなっていました。」

奥様「もともと夫はおおらかで興味のないことはどうでもいいという性格。ところが水道の蛇口の栓を閉め忘れる。引き出しも開けたら開けっ放しで、年相応のもの忘れにしても、あれ、ちょっとおかしいかな？　と思ったのが最初です。子どもと話していても、何度も同じことを言うので、話がこじれてしまうこともありました。」

──病院を受診したきっかけは？

Aさん「家族がたまたま病院に入院することになって、その付き添いで、私もまとまって休む機会がありました。いつも多忙だから、この機会にきちんと調べてもらったほうがいいよ、と家族に勧められ、専門病院の診察を受けました。自分では年齢だから仕方ないよという単なる"もの忘れ"だと思っていても不安でした。診察で一通り問診などを受けたあと、診察室で最後に受診した先生の名を不意に尋ねられたのですが、最初に聞いたはずなのにその医師の名前が出てきませんでした。」

── 最終的に診断がついたときの感想は？

Aさん「昨年6月の初診で、検査してみると、頭頂部に萎縮や血流低下があるので、やはりアルツハイマー病による軽度認知障害で間違いないと確認ができました。"まあ、しょうがないな"というのが感想ですね。いまのところは、そんなには困っていないので、やれるところまではやろうと、これまで通り仕事をしています。」

奥様「やっぱりね、という感じでした。適切な治療と家族でケアをしていくしかないと思いました。」

── 診断を受けて、どのような対処をされましたか。

Aさん「研修医時代に脳神経外科にいましたので、病気についても多少の知識はありました。改めて調べたり、医師仲間に相談したりすることはなかったですね。軽度認知障害にかかったというと風評も怖いので、病院でも少数の職員は知っていますが、これまで通り、診療し病院経営にも携わっています。症状はこのまま進まないでほしいですが、仕方ないですね。治療は2カ月に1度の診察と投薬です。主治医の先生を信頼してお任せしています。」

奥様「診断を受けてから、私は本を何冊か読みました。治らない病気と書いてあり、ここから進行しないように何かしなきゃと思いました。本には生活習慣病との関連の指摘もあり、糖尿病が持病の夫の健康を改善しなければいけません。主治医にも確認し、塩分

少なめ、野菜に大豆やひよこ豆など豆類やナッツを加えて、オリーブオイルをかけて食べる、地中海式食事を出すようになりました。」

Aさん「甘いものが好きなので、もう少しおいしいもの食べさせてよ、と妻に言いましたが、変えてくれない(笑)。でもその食事療法の結果、10kgの減量に成功し若い頃の体重に戻りました。」

── そのほかに生活が変わったことはありますか。

Aさん「車の運転を減らしたことです。通勤にも使っていましたが、今では近場だけです。この間も、渋滞しているので迂回しようとして道を間違えて、かえって時間がかかったりする失敗もあります。」

奥様「有酸素運動がいいとあったので、時間に余裕のあるときに、夫とともに散歩に出かけております。夫には、できればもう少し仕事を減らし、穏やかな日々を過ごしてと言っていますが、かなっていませんね。」

── 同じ診断を受けた方にお伝えしたいことはありますか。

Aさん「家族でいろいろなことを話しておくといいですね。家族でどうしていくのか、自分の希望を話しておくことだと思います。」

奥様「諦めないこと。治らないといわれていますが、近い将来に根本治療薬ができるかもしれない、より有効な治療法が確立されるかもしれない。私はやれることは何でもやっていきたいと思っています。」

<主治医からひと言>
責任のある仕事をされていたので、なるべく仕事をつづけてご本人の生きがいを失わないようにしつつ、どのように荷物をおろしていくべきなのかを、ご本人とご家族と一緒に話し合っています。

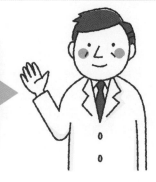

インタビュー②

病気について発信していきたい

若年性認知症の就労支援を受けながら、治療を
続けているBさん。診断されるまでの職場でのご
苦労や周囲からの声かけが専門病院を受診する
きっかけになったこと、ご自身の想いをお話しい
ただきました。
また支えているご家族からは、これまでの経緯や
そのとき思われたこと、行政の支援についても教
えていただきました。

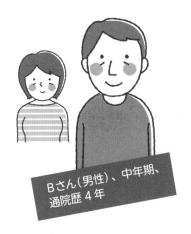

Bさん（男性）、中年期、
通院歴4年

── ご自身の病気に気づいたきっかけは？

奥様「長年の単身赴任から戻り2年経った頃、家族で"お父さん
変わったね"と話すようになりました。テレビのリモコンのチャン
ネルや音量を変えることができなくなり、プリンターの操作が難し
くなる。鍵がバッグに入っているか、何度も確かめるようになりま
した。仕事が管理部門に移り、ストレスがあったようです。プレゼ
ンも得意だったのに、言葉が出てこなくなり上手に説明できなかっ
たと言っていました。」

Bさん「自分でも変化を感じており、家族の勧めもあって、近所の
病院に行きました。すると"まだ若いし、認知症ではない。年相応
のもの忘れです"と言われて、自分でもお酒の飲み過ぎかなと思っ
ていました。それが間違いの元でした。」

── 再度病院を受診したきっかけは？

奥様「仕事上のミスが続いたこともあって、地方に転勤になり、そ
こで上司から"うちの認知症の母と症状が似ている"と指摘されま
した。現地の認知症疾患医療センターを受診。さらに自宅に戻って
こちらの病院で2週間の検査入院で、MRIや認知機能検査、脳血流
シンチグラフィなどを受け、若年性アルツハイマー病による軽度認
知障害と診断されました。それが4年ほど前です。」

── 最終的に診断がついたときの感想は？

Bさん「診断前は不安もありましたが、医師がMRIの画像を見せながら"海馬の部分に欠損があります"ときちんと説明してくれました。説明があったおかげで、怖い意識はなかったですね。できないことはあるけれど、ポジティブに考えようと。そこから内服薬の服用と、1ヵ月に1回の通院が始まりました。」

奥様「私は不安でした。単身赴任先で初めて診察を受けたときから本やインターネットで病気を調べていましたから。診断されたときは、やっぱりそうかとショックでした。子どもたちも自立して、お互いに好きなことをやろうと思っていた矢先ですから、どうしてうちに限ってと。想像していた老後と違うと受け入れられませんでした。」

── その後はいかがですか。

奥様「診断を受けて勤め先を病気休暇・病気休職しました。その間に要介護認定を受け、若年性認知症専門のデイサービスに通所したりもしました。そこで出会ったケアマネジャーと懇意になり、相談すると同時に、家族会に参加しないかと促され、参加することに。仲間がいれば楽しいですしね。」

Bさん「家族会や講演会に参加して、当事者として一問一答に応え、インタビューにも応じています。できる限り、やっていきたい。病気のことも発信していくつもりです。高校の友人にも包み隠さず話していますよ。」

奥様「1年前くらいに『認知症の人と家族の会』の飲み会の帰りに、帰って来られなくなったこともありました。実家にも一人で行っていたのに、今は難しくなっていますね。」

──つい先日までお仕事もされていたとか。

奥様「2年ほど前に早期退職し、その後、今年の初めまでケアマネジャーさんと公的な若年性認知症支援センターを通して、介護施設で

週4日、1日4時間半清掃の仕事をしていました。今は就労継続支援事業所B型*で職を探していますが、コロナ禍の影響もあって、同行支援の必要な夫の職探しは難航しています。」

＊：若年性認知症の人の就労支援制度。A型とB型がある。

── 現在の暮らしぶりは？

Bさん「週に3日、夕食を作っています。単身赴任が長かったので、料理は得意です。焼き魚、サラダ、味噌汁が定番です。大好きな日本酒を熱燗で晩酌しますが、休肝日はもうけています（笑）。読書が好きなので本は読んでいます。なるべく家族に迷惑をかけないようにと思っています。」

奥様「時間の感覚がわからなくなり、朝から夕食を作り、昼前に食べてしまうこともありますが、できるうちは全部自分でやってもらうようにしています。今は2人きりの生活でいさかいがおきないように、心がけています。夫には自分の居場所を見つけてほしいです。そして新しい薬が開発されて進行が止まって欲しいです。」

── 同じ診断を受けた方に
お伝えしたいことはありますか。

奥様「若年性の認知症やMCIの診断を受けたら、働いている場合すぐに辞めたりせず休職の権利がありますから、その間に次のステップを考える。自立支援や助成もあるので若年性認知症支援センター、家族会（ご本人や認知症の人を家族にもつ人たちの会）、病院のソーシャルワーカーさんなどから情報を集め、サポートを申請すると良いと思います。」

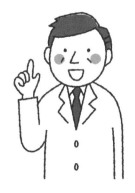

＜主治医からひと言＞
若年で発症され、不安も大きかったでしょうが、お2人で協力しながら、社会資源もうまく利用して積極的に発信しようとしている姿には、医療者もエネルギーをもらっています。

3 今後は どうしたらよいの？

認知機能の低下を防ぐカギ

　認知機能の低下をもたらす要因はいろいろありますが、みなさんが日々の生活習慣に気をつけることで認知機能の低下を予防できることもあります。

要注意! 認知機能を低下させる原因

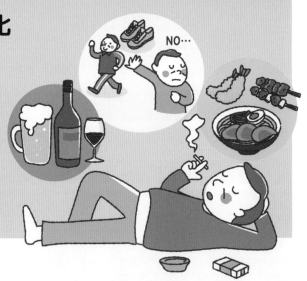

① 生活習慣病の悪化
② 喫煙
③ 運動不足
④ 過度の飲酒
⑤ 偏食
⑥ 社会交流の減少

　生活習慣病の予防と適切な管理、生活習慣の是正（禁煙、節酒、運動習慣、食生活）、および社会的交流の維持が認知機能低下を防ぐカギとなります。

生活習慣病の治療はきちんとしていますか?

　近年の研究により、高血圧、糖尿病、高脂血症などの生活習慣病は認知症の発症と密接に関連することが明らかになりつつあります[1]。生活習慣病の予防とその適切な管理が認知機能低下の抑制や認知症の発症リスク低減につながりますので、かかりつけ医とよく相談してください。

高血圧

　高血圧は血圧が常に高い状態が続くことをいいます。血圧の高い状態が続きますと動脈硬化(血管が硬くなること)が促進されて脳梗塞(脳の血管がつまる)、脳出血(脳の血管が破れる)、慢性虚血性変化(血管の流れが悪くなる)などの病態を引き起こし、その結果として認知機能が低下することがあります。特に中年期からの適切な血圧管理が重要といわれています。

糖尿病

　糖尿病は血液中のブドウ糖が高くなる(高血糖)状態が続く病気です。糖尿病の管理が悪くなると全身の血管や神経に障害をもたらし、その影響は脳にも及びます。糖尿病は認知症発症の危険因子として知られていますので、糖尿病の予防とその適切な管理が認知機能低下の進行抑制に重要です。

高脂血症

　高脂血症は血液中のコレステロールや中性脂肪が高い状態が続くことをいいます(脂質異常症とも呼ばれます)。高脂血症を放置しておくと心臓や脳の血管障害を介して心不全や脳血管障害をもたらし、その結果として認知機能低下や認知症発症のリスクが高まります。特に、中年期における高脂血症や中性脂肪の適切な管理が重要といわれています。

あなたは大丈夫?　その生活習慣

　喫煙、過度の飲酒、偏食、運動不足、交流頻度の低下などは認知機能が低下する要因となります[1]。また、不健康な生活習慣が生活習慣病の発症やその病態悪化を招きますので、日々の生活習慣を見直しましょう。

禁煙

　喫煙は認知機能低下だけでなく認知症発症のリスクを高めます。禁煙するだけで認知症発症のリスクが低減することを示唆する研究結果[2]もありますので、可能な限り早期から禁煙することを検討ください。

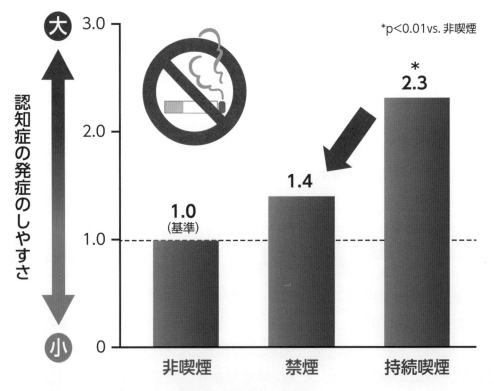

図. 喫煙レベルの変化と認知症発症の関係

Ohara T, et al. Am J Geriatr Soc 2015; 63: 2332-2339. より筆者作成

お酒は控えましょう

　禁酒するだけで認知機能が改善することがあります。認知機能の低下を抑制するためにも、可能な限り禁酒を心がけてください。禁酒がどうしても難しい場合は節酒となります。認知症の発症リスク上昇に影響を及ぼさない1日あたりの飲酒量は純アルコール量で12.5gまでといわれています[3]。

＜許容できる1日あたりのお酒の量＞

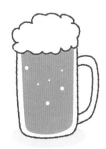

ビール 300ml

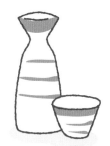

日本酒 100ml

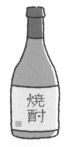

焼酎 45ml

ワイン 120ml

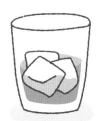

ウイスキー 35ml

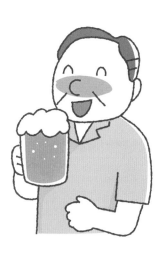

バランスの良い多様性に富む食事を

理想的な1日の食事は主食（ご飯など）、主菜（肉、魚、大豆製品などのタンパク質）、副菜（野菜などミネラルやビタミン群）がそろっていることです。WHOも多様性に富む食事の摂取を推奨しており[1]、わが国でも多様性に富む和食という食事パターンが認知症発症のリスクを低減させたという研究結果があります[4]。偏りのない多様性に富む食事を心がけましょう。

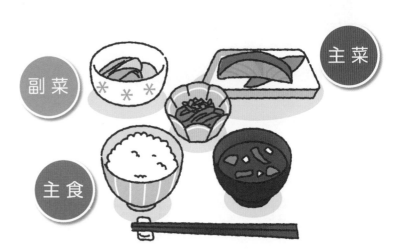

運動不足にご注意

＜運動習慣と認知症＞

運動不足に伴う体力や筋力の低下はフレイル（虚弱）の原因となり、ひいては認知症の発症リスクを高めます。運動は体力の向上や筋力の維持だけでなく、認知機能低下や認知症発症のリスク低減に有効ともいわれていますので運動習慣の維持を心がけてください[1]。

＜理想的な運動とは＞

運動には様々なものがありますが、息が切れない程度の強さで1回20〜30分程度の運動を1日1〜2回行うのが理想的です。継続できる運動を週3日以上行うことを目標にしましょう。

＜具体的な運動の例＞

有酸素運動（1回あたり20〜30分程度）

注：息があがるような激しい運動（ジョギング、水泳など）はおすすめしません。

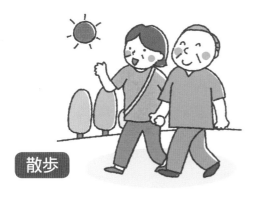

散歩

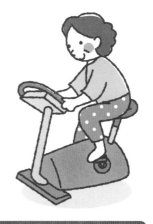

自転車エルゴメーター

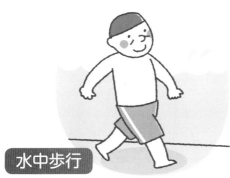

水中歩行

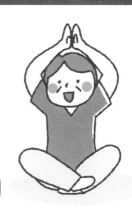

ヨガ

筋力トレーニング

ご自宅内で実施可能な自身の体重を用いたかかと上げ、
ゴムバンドを利用した筋力トレーニング

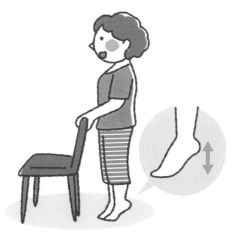

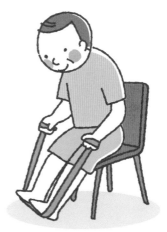

社会参加や交流の維持

　ヒトは社会的な生きものです。社会参加や交流頻度の維持は健康と幸福につよく結びつきます。

　社会参加をしない、他者との交流頻度の低下などは認知症発症のリスクを高めるという研究結果[1]があります。認知機能を維持するためにも可能な限り仕事を続ける、ボランティア活動をするなどの社会参加や他者との交流の維持(孤独感の軽減)を心がけてください。

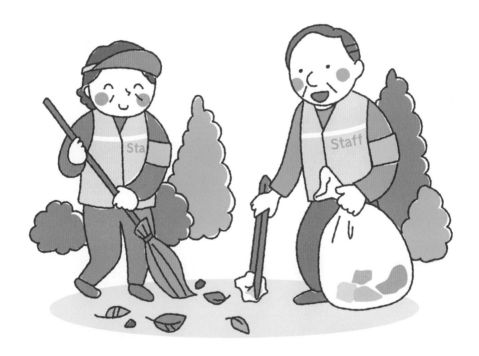

<引用文献>

1. 令和元年度　厚生労働省老人保健健康増進等事業「海外認知症予防ガイドラインの整理に関する調査研究事業」
   WHOガイドライン「認知機能低下及び認知症のリスク低減」邦訳検討委員会
2. Ohara T, Ninomiya T, Hata J, et al. Midlife and late-life smoking and risk of dementia in the community: the Hisayama Study. J Am Geriatr Soc 2015; 63:2332-2339.
3. Xu W, Wang H, Wan Y, et al. Alcohol consumption and dementia risk: a dose-response meta-analysis of prospective studies. Eur J Epidemiol 2017; 32:31-42.
4. Ozawa M, Ninomiya T, Ohara T, et al. Dietary patterns and risk of dementia in an elderly Japanese population: the Hisayama Study. Am J Clin Nutr 2013; 97:1076-1082.

4 今の自分、これからの自分を整理してみよう

何のために整理するのか

　MCI、あるいは認知症の前駆段階と診断された当初、はっきりと不安を口にする患者さんはあまり多くはありません。大抵の方は、病気の全容を正確に理解できてない部分もありますが、「そんなはずはない、病気に負けてたまるか」と構えてあえて強がることも多いようです。

　一方、ご家族の方は、病気の進行、経済的な問題も含めて、将来の不安を口にします。ご本人はポジティブに頑張っているけれど、徐々に苦手な部分も出てくる。その様子を見て、「あなた、こんな失敗したんですよ」と直接は言えずに悩んでいます。その温度差をどうやって埋めていくかが、治療にあたって、大事な鍵です。

　そこで、第三者を入れて同じテーブルの上で話をする「場」を作る、作業が必要になってきます。例えば、ご夫婦で一緒に来院されて病状について話す診療がその「場」に当たりますが、診察は月に1回程度です。ですから、たとえ診察に来られなくても、主治医がいなくても、客観的に想いを共有できる「場」を作るツールの一例がこの手帳です。

ご自身の思いは、ご本人の強がりもあり、なかなか言語化しづらい部分もある。そして今後は認知機能も低下していって、意思の表明や判断が苦手になっていくことも想定されます。ある程度、健康な段階で、紙に書いて整理し直して、自主的にまとめてみるという作業をしていくのは、本人にとっても、ご家族にとっても有意義なことだと思います。

いつ頃から取り組むか

　もちろん早い段階でまとめておくことが理想ですが、難しい面もあります。少し極端かもしれませんが、例えばがんの告知とも似ています。「あなたはがんです」と言われて、次の日からそれを受容しろというのは酷です。悲しんで、落ち込んでやっと受け入れられるというように段階的に受容していきます。認知機能の低下も同様で、受診時に受け入れの度合いを見計らい書くことへと勧めています。
　ご本人は、初診から2度、3度と受診し、診断のために検査を進めていくことが多いですから、通院のなかで何となく覚悟ができていくようです。そういう過程で、今後のことに向けて、少しずつ準備をしていきましょうか、とおすすめしています。

どのようなことを整理するのか

　MCIや認知症の方にかかわらず、通常私たちも皆、もやもやしたことを日記にしたり、悩みややるべきことを箇条書きにしたりして書き出すことで、頭のなかを整理することができます。認知機能が低下しつつある方も、書くとわかりやすくなり、感情を浄化できるというメリットもあります。
　整理できる道具を使って診療をすると、周囲の人もよりよくわかって効果的です。これまで実際に診療の場でも、ご自身のために日記をつけてみてはどうですか、と勧めてきました。書き出すこと

を承知してくれたご本人は「書いて整理ができて良かったです」と言いますし、ご家族も「なるほど、こういう思いでいたのね」と納得されます。手帳を家族に見せずに医療者のところで止まっても、ご家族は頑張って書いたということで満足してくれます。

　内容の最優先は本人の価値観です。これまで何を大事に思ってきたか。やり残したことはないか。今、心配していること、困っていること。次回の診療で聞きたいこと。そして今後、やっておきたいことを書いていただきます。

　これからの時間のなかで何をしたいか明確にできれば、ぼんやりして毎日を過ごすよりも、より良い生活がおくれます。本人も家族も充実していいと思います。身近なことを具体的に書くことで、実現の可能性もさらに高くなります。

　診断されたことを機会に一旦振り返り、ご自身もご家族も楽しく充実した人生になればよいと思っています。

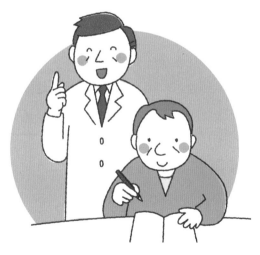

※次のページからは、実際の記入欄です。「整理してみよう」と思った方はご活用ください。
　なお、書き出す内容に決まりはありません。すべて埋める必要もありませんし、項目の通りにする必要もありません。
　ご自身で気になることを整理してみてください。

書き出して整理してみよう

自分史・ルーツ

〈自分史〉

幼少期（0～4歳）
少年期（5～14歳）、青年期（15～29歳）
壮年期（30～44歳）、中年期（45～64歳）
高年期（65歳～）

〈家系図などルーツ〉

あなたの性格

（例：1人が好き、大勢で騒ぐのが好き、世話好き、など）

あなたが大切に思っていること

（例：ケンカは嫌い、干渉されるのは苦手、など）

人生の中で印象的な思い出

（例：学校生活や仕事、家庭でのエピソード、出会った素敵な人）

チェックリスト

（例：趣味・関心など）

これからやりたいこと	やりたいが、まだやっていないこと
☑	☑
☑	☑
☑	☑
☑	☑

気になること

Memo

Memo

> 次回受診時、医療者（医師・看護師など）に
> 聞きたいこと、確認しておきたいこと

●

●

●

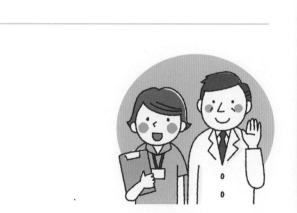